Dr Louis FARCY
DE LA FACULTÉ DE MÉDECINE DE PARIS
LICENCIÉ ÈS-SCIENCES NATURELLES

ÉTUDE

SUR LE

Purpura secondaire

PARIS
Jules ROUSSET
36, Rue Serpente
—
1901

/

Dr Louis FARCY
DE LA FACULTÉ DE MÉDECINE DE PARIS
LICENCIÉ ÈS-SCIENCES NATURELLES

ÉTUDE

SUR LE

Purpura secondaire

PARIS
Jules ROUSSET
36, Rue Serpente

1901

A MA MÈRE

A MON PÈRE

MEIS ET AMICIS

A MES MAITRES DANS LES HOPITAUX

A MONSIEUR LE DOCTEUR DUGUET

Professeur agrégé
Médecin de l'hôpital Lariboisière
Membre de l'Académie de médecine
Chevalier de la Légion d'honneur

A MONSIEUR LE DOCTEUR F. LOUIS HAHN

Bibliothécaire en chef de la Faculté

A MON PRÉSIDENT DE THÈSE

M. LE PROFESSEUR G. DIEULAFOY

Médecin de l'Hôtel-Dieu
Membre de l'Académie de Médecine
Commandeur de la Légion d'honneur

AVANT-PROPOS

Avant d'aborder notre sujet, nous nous faisons un devoir d'adresser nos remerciements à tous ceux qui nous ont guidé pendant le cours de nos études médicales et qui ont droit à notre plus profonde reconnaissance.

M. le docteur Duguet fut notre premier maître ; à notre arrivée dans son service nous étions ignorant de tout, nous avons suivi avec intérêt ses excellentes leçons cliniques d'une si grande clarté d'exposition, et l'année suivante nous nous attachions comme stagiaire à son service. Nous gardons un excellent souvenir de la bienveillance qu'il nous a toujours témoignée.

C'est avec le docteur Campenon, à la Charité que nous nous sommes initié à la chirurgie ; nous avons pu apprécier ce maître comme clinicien par la méthode rigoureuse qu'il observe dans la discussion de ses diagnostics et comme opérateur par le soin tout particulier qu'il apporte à ses interventions.

C'est à la Clinique Baudelocque, auprès du professeur

Pinard, que nous nous sommes formé à l'art des accouchements, nous conserverons toujours en notre mémoire les leçons cliniques qu'il expose d'une façon si pénétrante et si décisive.

La fréquentation du service du docteur Comby, aux Enfants-Malades, nous a fait connaître les maladies si intéressantes des enfants. Avec le professeur Fournier nous nous sommes familiarisé avec les affections cutanées et syphilitiques.

Pendant trois mois passés dans le service d'ophtalmologie de Lariboisière, auprès du docteur Sauvineau, nous avons fait notre éducation d'oculiste.

Nous devons une reconnaissance toute particulière à M. le docteur Hahn, bibliothécaire de la Faculté de Médecine, pour la bienveillance qu'il nous a toujours manifestée, nous le remercions vivement des bons conseils qu'il nous a toujours prodigués.

Nous adressons nos remerciements les plus sincères à M. le professeur Dieulafoy qui a bien voulu nous faire le grand honneur d'accepter la présidence de cette thèse.

DÉFINITION

« Le purpura, disent Besnier, Brocq et Jacquet dans leur *Pratique dermatologique*, est caractérisé par une tache d'un rouge vif au début, qui ne s'efface pas par la pression du doigt et qui tend à disparaître spontanément au bout d'une ou deux semaines en passant graduellement par des teintes violacées, d'un bleu rougeâtre, verdâtre, jaunâtre, d'un brun jaune. On donne également à cette lésion le nom d'hémorrhagie cutanée, ce qui en indique la pathogénie. »

Dans quelles conditions l'observe-t-on ?

Quelquefois il semble à lui seul constituer toute la maladie, c'est un purpura idiopathique sans fièvre à symptômes atténués ; c'est ce que Verlhoff avait décrit au milieu du XVIIIe siècle sous le nom de morbus maculosus, ce que depuis son élève Behrens a appelé maladie de Verlhoff. Cependant il semble que le plus souvent le purpura n'ait que la valeur d'un syndrome, survenant au cours d'une affection antérieure, au cours d'une infection aiguë ou chronique quelquefois nettement accusée, d'autres fois tellement atténuée, qu'à moins d'observer rigoureusement, elle peut passer inaperçue. C'est là le purpura secondaire.

Faut-il encore ranger parmi les purpuras, les pétéchies d'origine purement mécanique que l'on observe à la suite de quintes de toux intenses (coqueluche), de crises d'épilepsie, les ruptures des artérioles de la peau des artério-scléreux, ce que l'on a appelé le purpura senilis, les petites hémorrhagies cutanées qui surviennent à la suite d'une compression prolongée (Hartmann) comme conséquence d'une tension sanguine exagérée ? Ce sont de petites hémorrhagies pouvant affecter l'aspect du purpura, mais ce n'est qu'une apparence. Le purpura est une affection relevant d'une étiologie bien différente et plus complexe ainsi que je tâcherai de le démontrer.

HISTORIQUE

L'historique de cette question est intéressant en ce sens que les théories auxquelles elle a donné lieu se ressentent des idées régnantes en pathologie à l'époque où elles étaient émises. Ceci nous permettra de le diviser en plusieurs périodes : 1° période anatomo-pathologique, 2° période physiologique, 3° période bactériologique.

1° *Période anatomo-pathologique.* — Au XVIII° siècle Verlhoff avait distingué le purpura sans fièvre du scorbut et dans la suite le nom de maladie de Verlhoff s'appliqua indistinctement à toute manifestation du purpura hémorrhagique; bientôt la nécessité de distinguer et de faire un type spécial de la forme qu'il avait décrite, s'imposa. Ce fut l'œuvre des cliniciens et des anatomo-pathologistes. Cruveilhier fit les premiers travaux sur la pathogénie de cette affection ; il décrit des lésions de phlébite capillaire hémorrhagique. Wirchow travaillant de son côté admet qu'elle est l'effet d'une faiblesse congénitale des vaisseaux du système aortique avec diminution de calibre, comme ce qui se produirait dans la chlorose.

Dans les mémoires de la *Société de Biologie* de 1857, nous trouvons une observation du docteur Charcot (purpura hémorrhagique et tuberculisation générale aiguë) qui est pleine d'aperçus que l'expérience a vérifiés par la suite : « Dans la tuberculisation aiguë, dit-il, surtout quand la maladie a revêtu la forme typhoïde, le sang se présente habituellement dans un état de dissolution, de fluidité extrêmes. C'est ainsi que l'on peut expliquer pourquoi les épistaxis figurent souvent parmi les symptômes de la phtisie aiguë, a un degré plus avancé, sous l'influence de circonstances accessoires difficiles à préciser, elle pourra déterminer en outre l'apparition des *ecchymoses et des pétechies.* »

Il entrevoit déjà que le purpura idiopathique est rare, il remarque qu'à mesure que l'on fait des nécropsies on constate qu'il y a une autre affection, qu'on trouve des altérations de certains viscères, de la rate, surtout du foie, « dont les fonctions paraissent avoir sur la constitution du sang une influence si grande, — « ou bien encore il dérive d'une de ces maladies qui, engendrées par un poison morbide, frappent l'organisme dans son ensemble et dont un des effets les plus habituels est de produire dans la crase du sang une modification profonde (variole, rougeole, scarlatine, typhus, peste, fièvre jaune, scorbut, diphtérie) ; il faudrait y joindre la tuberculisation aiguë si des observations semblables à la nôtre venaient à se multiplier. »

Les maladies qu'il désigne sont des maladies infectieuses et le poison morbide qui modifie si profondément la crase du sang est ce que les microbiologistes nous ont appris à connaître sous le nom de toxines.

Plus tard en 1869 Hayem signale un purpura hémorrhagica dans lequel il décrit des lésions d'endartérite oblitérante dans les artérioles du tissu cellulaire souscutané. Labadie Lagrave (*Bulletin de la Soc. Anat.* 1869) constate des lésions semblables des petites artères.

Tout ceci n'était que de simples constatations des cliniciens ou des anatomo-pathologistes, mais ne rendait pas compte de la pathogénie du purpura. Il faut arriver à une communication de Hayem à la Société de Biologie en 1876 pour en trouver une tentative. Il fit porter ses recherches sur le sang de l'individu vivant et y constata la présence de globules blancs quelque peu différents des leucocytes. Ils présentaient quelque analogie avec les cellules embryonnaires, les plus petits étaient pourvus d'un seul noyau granuleux, les plus volumineux en avaient plusieurs. M. Hayem pensa dès lors que ces éléments anormaux s'accumulant dans les artérioles y produisaient des infarctus.

Cette communication amena quelques objections entre autres celle de M. Vidal qui lui demanda s'il était nécessaire pour produire le purpura que l'altération du sang amenât l'embolisme ou le thrombolisme, prétendant qu'il peut être provoqué par un trouble profond de l'innervation. Il en donne comme exemple une observation de purpura chez une femme « qui à la suite d'une émotion violente produite par la vue de son mari écrasé par une voiture, avait présenté des troubles dans l'hématopoïèse. »

A ce moment on voit les avis se partager, les uns physiologistes admettent une origine nerveuse, d'autres suivant la nouvelle voie que leur offre la bactériologie, chercheront dans ce sens.

2° *Période physiologique*. — La théorie de l'origine nerveuse du purpura prit naissance alors que la question des nerfs vaso-moteurs était à l'étude sous l'influence de Claude Bernard. Dès 1869, Bouchard attribuait déjà une certaine importance aux troubles de l'innervation.

En 1874 Lane (*The British Med. Journal*, 5 sept.), « considérant le purpura comme un état pathologique des capillaires plutôt que comme un défaut de fibrine dans le sang pensa que l'ergotine pourrait provoquer la contraction des artérioles et jouerait ainsi le rôle hémostatique. Après injection de 5 centigrammes d'extrait liquide d'ergot de seigle il y eut diminution des hémorrhagies et les taches de purpura se produisirent moins abondamment. » On voit apparaître sa préoccupation d'agir sur les vaso-moteurs. Rappelons seulement l'objection que Vidal fit en 1876 à Hayem.

Dans les *Archives de Neurologie* (1880-81, page 555 et suiv.). Strauss signala un cas d'ecchymoses observées chez un tabétique à la suite de violentes crises de douleurs fulgurantes ; ses élèves Courty, Faisans en rapportent des observations, et ce dernier en fait l'objet de sa thèse inaugurale en 1882.

Dans ses observations qui sont au nombre de seize, les unes sont franchement dues à l'affection nerveuse comme celles qui ont rapport à une névrite sciatique, mais dans d'autres cas il s'agit de lésions médullaires ou cérébro-médullaires survenant au cours d'une infection (cancer du rachis, tuberculisation, méningite) de sorte que ces derniers cas sont moins probants que les premiers. Pour cet auteur une lésion de la moelle peut seule rendre compte de la symétrie de l'éruption. Nous relevons encore des cas de purpura rapportés par Barth dans des myélopathies aiguës, par Œttinger dans les névrites.

3º *Période bactériologique*. — Depuis déjà longtemps on avait remarqué que le purpura se produisait au cours d'une infection « sous l'influence de circonstances accessoires difficiles à préciser », ainsi que s'exprime le docteur Charcot dans la note que nous citons plus haut. En 1873, Vernier dans une thèse fort documentée rapporte encore plusieurs cas de purpura au cours de la tuberculose, surtout dans les formes aiguës. De plus on voyait souvent cette maladie évoluer pour son propre compte, on eut de la tendance à en faire une affection spéciale formant à elle seule une entité morbide et quand parurent les résultats des travaux de Pasteur, on se mit à l'étude de la bactériologie, alors de tous côtés on signala des microbes du purpura.

En 1875 Klebs observa neuf cas d'hémophilie chez des nouveau-nés, après la mort il examina les différents organes de ces sujets et décrivit un microorganisme qu'il nomma la *monas hemorrhagica*. Cette découverte ne fut guère prise en considération, elle donnait lieu à trop de critiques, d'abord était-ce bien réellement du purpura, de plus ce même microbe a été retrouvé chez d'autres enfants qui n'avaient jamais présenté de purpura. Enfin ses observations étaient faites *post mortem* et ce microorganisme pouvait n'être pas la cause de l'affection.

Les observateurs se succèdent. Penzoldt en signale deux cas dans lesquels il trouve des microphytes dans le sang.

Watson Cheyne, dans les organes d'un sujet mort de purpura trouve des colonies de bacilles, chez un autre il décrit des amas de streptocoques obstruant les vaisseaux autour des foyers hémorrhagiques. Wickham Legg rapporte quatre cas, dans trois d'entre eux il trouva des microcoques dans le sang, ils guérirent ; chez un autre qui succomba il n'en trouva pas pendant la vie mais seulement après la mort dans le foie, les cellules hépatiques et les villosités intestinales. Reher trouve le staphylocoque pyogène dans les septicémies hémorrhagiques, ayant pour point de départ une gangrène amygdalienne, des microcoques oblitéraient les capillaires, le sang mis en culture donna des colonies de coccus

Ceci et Hlava (*Archives slaves de Biologie*, 1887) ont signalé des microbes dans le sang de deux malades morts d'affections au cours desquelles apparut le purpura. Ceci voulant essayer de reproduire l'affection inocula le sang de son malade à un lapin qui mourut d'hémorrhagies, prolongeant l'expérience il inocula le sang de ce dernier à d'autres lapins et il reproduisit les mêmes accidents, enfin sur une grenouille il put provoquer également des hémorrhagies, il avait trouvé un microcoque et un bacille. Quant à Hlava, il signale chez son malade des streptocoques, d'ailleurs le diagnostic était incertain. Petrone (*Revista. clin. di. Bologna*, 1883, pag. 511 trouve également des micro-organismes, un bacille et un microcoque de forme ovale, très mobile et très réfringent ; lui aussi fait des inoculations en série à des lapins et reproduit des hémorrhagies. Vassale trouve dans le sang et dans les organes d'un malade atteint de néphrite avec manifestations de purpura un microcoque et un bacille particulier. D'autres, Cantani, Hryntschak, ont essayé de répéter les inoculations sur les animaux mais n'ont obtenu aucun résultat. Nous arrivons à un travail remarquable, la thèse de Martin de Gimard en 1888, lui aussi trouve un microbe particulier. Il prélève une parcelle de peau immédiatement après la mort du sujet pour éviter la cause d'erreur qui pourrait venir d'une infection post mortem, si l'on attendait vingt-quatre heures. Il trouve un microcoque, il le rencontre également dans le sang du sujet vivant et après guérison il ne le retrouve plus.

Cette dernière circonstance semblerait bien prouver qu'il est l'agent infectieux puisque sa disparition coïncide avec la fin de la maladie. Ce microcoque se développe bien sur agar et dans le bouillon, les tubes de gélatine restent stériles. Voici la description qu'il en donne : « Toutes ces cultures étaient constituées par un même microcoque ; il se colore facilement au moyen des méthodes en usage, il est animé de mouvements, est absolument sphérique 0μ, 8 à 0μ, 9 ; il ne présente pas de capsule, n'est jamais à aucun moment dans une culture pure accompagné de bacilles, les coccus se groupent d'une façon très irrégulière par deux, trois ou quatre, affectent quelquefois la forme du streptocoque ou peut-être plus souvent du staphylocoque, il est aérobie et se cultive à 35°, le meilleur est de 37° 5 à 38° 5. »

Les injections faites dans le tissu cellulaire de deux lapins et de deux cobayes ne donnèrent pas d'hémorrhagies, d'autres faites dans le péritoine et les veines de l'oreille en donnèrent. Les planches de cet auteur montrent une obstruction des vaisseaux ; au centre se trouve la colonie microbienne et autour d'elle des globules blancs et des cellules migratrices. Nous retrouvons ici l'oblitération qu'avaient signalée les anatomo-pathologistes mais avec le microbe en plus.

Jusqu'ici les bactériologistes s'étaient efforcés de trouver un microbe spécifique de l'affection qui nous occupe, ils cherchaient à faire du purpura une entité morbide ayant sa caractéristique particulière ; ils étaient entraînés par les exemples frappants des grandes découvertes de Pasteur, mais ils étaient dans l'erreur en voulant faire une affection spéciale de ce qui n'est qu'un syndrome. En effet le purpura se montre comme un élément accessoire et bien inconstant au cours de maladies les plus variées et plus on va, plus le purpura idiopathique devient une rareté ainsi que le dit Achard (*Médecine Moderne* 1894) : « le cadre des purpuras qui relèvent de l'infection en quelque sorte banale va s'élargissant de plus en plus, il comprend la presque totalité des purpuras dits primitifs, et il est probable qu'il faut y faire rentrer certains purpuras névropathiques, dyscrasiques et cachectiques. »

Le plus souvent il nous apparaît comme secondaire dans le cours ou le décours de ces maladies qui selon l'expression de Charcot « frappent l'organisme dans son ensemble et font subir à la crase du sang une modification profonde. »

En 1873 Vernier donne comme conclusion de sa thèse :

§ V. Dans la tuberculose on peut avoir un véritable purpura hémorrhagique secondaire.

§ VI. Ce purpura hémorrhagique se rencontre assez fréquemment dans la phtisie aiguë ou dans les exacerbations de la phtisie chronique ; on l'observe peut-être plus rarement dans la phase chronique de cette maladie.

En 1874, Lane (*The Bristish med. Journal*) le signale dans le décours de la fièvre typhoïde.

Depuis que l'attention est attirée sur ce point de nombreuses observations ont été rapportées. On a rencontré des espèces microbiennes variées et en 1889 Mathieu écrivait : « il est très possible qu'il n'y ait pas plus le microbe des purpuras hémorrhagiques, qu'il n'y a le microbe des pseudo-rhumatismes infectieux. »

Hanot et Luzet rapportent un cas de purpura à streptocoques au cours de la méningite cérébro-spinale streptococcienne. Il s'agit ici d'une infections méningitique, je ne puis m'empêcher de me reporter aux observations de la thèse de Faisans dont quelques-unes aussi ont trait à des affections médullaires, j'y relève l'observation IX, éruption purpurique au cours d'une myélite transverse, l'observation XIII, méningite cérébro-spinale tuberculeuse ; les observations XI et XIV où il est question de tuberculisation pulmonaire compliquée de paralysie, enfin l'observation X relative à un cancer secondaire du rachis. Dans ces observations faut-il rechercher la cause du purpura, dans la lésion du système nerveux ou bien dans l'infection produite par l'agent microbien spécial à chacune de ces affections, nous aurons à voir la part qui revient à chacun de ces éléments.

Claisse en 1891 (*Arch. de Méd. Exp.*) publie l'observation d'un cas de purpura à pneumocoques observé à la Charité dans le service de M. le professeur Laboulbène.

Le fait peut se résumer ainsi : endocardite à pneumocoques évoluant sur d'anciennes végétations d'endocardite rhumatismale. Embolies cutanées se traduisant par des taches purpuriques. Néphrite à pneumocoques et enfin pneumonie terminale survenant plusieurs jours après les déterminations pneumococciques et amenant la mort en 48 heures.

L'examen histologique des différents organes permet de reconnaître la présence de pneumocoques (rate, reins, poumons), la coupe d'une tache purpurique montre un gros amas de pneumocoques dans un caillot oblitérant un petit vaisseau du derme.

Les cultures sur agar donnent des colonies de diplocoques nettement encapsulés.

Les inoculations faites à une souris avec de la pulpe

splénique délayée dans du bouillon amène la mort de l'animal, rate grosse, pneumocoques abondants.

Hutinel, dans une clinique inédite, a fait l'étude clinique et bactériologique d'un cas de purpura survenant au cours d'une pneumonie avec endocardite et méningite (cité par Claisse, *Arch. de Méd. Exp.* 1891).

La même année Voituriez dans le *Journal des Sc. Méd.* de Lille (18 décembre 1891) relate lui aussi le purpura au cours de la pneumonie : le 6e jour de la maladie apparaissent aux membres inférieurs des taches de purpura de dimensions variables et disséminées...

Elles ne se trouvent qu'à partir du genou et sont assez espacées... l'éruption est symétrique... Les dixième et onzième jours il se fait des hémorrhagies intestinales peu abondantes.

En 1892, Lannois et Courmont (*Arch. de Méd. Exp.*) signalent du purpura à streptocoque.

En 1890, Neumann (*Archiv. für Kinderheilkunde*) le rencontre dans une infection par le bacille pyocyanique.

En 1895, Jaworski et Neucki (*Münchener medicinische Wochenschrift*) avec la bactéridie charbonneuse.

En 1897, paraît la *thèse* d'Apert avec l'appoint considérable de dix-sept observations relatives aux infections les plus variées, tuberculose, septicémie à streptocoques, pyodermie avec staphylocoque blanc, scarlatine, rougeole, bronchopneumonie.

Il remarque qu'il est rare de trouver le microbe au niveau de la tache purpurique. Nous le trouvons cependant dans les observations de Martin de Gimard, de Claisse et d'autres, Claude (pneumocoque), Michel Danzac (coli bacille), Pitruzella (streptocoque), Finger (streptocoque), Ch. Levi (pneumocoque et streptocoque). Dans le sang on peut le trouver plus fréquemment ; sur treize fois, Apert le trouve deux fois, une fois le streptocoque, l'autre fois du staphylocoque blanc et doré.

Claisse sur sept cas de purpura infectieux qu'il a eu l'occasion d'analyser, a constaté trois fois seulement la présence de microbes dans le sang.

Il est donc désormais établi que le purpura n'est pas produit par un agent infectieux spécifique, mais qu'il est la résultante d'une intoxication ayant pour origine un microbe quelconque, intoxication créant une déchéance organique aiguë ou chronique ; nous ne chercherons plus la cause du purpura dans un accident localisé à la pétéchie ou à l'ecchymose puisque la plupart du temps on n'y rencontre pas l'agent infectieux ; et même dans les cas où on le trouve sa présence n'a pas grande valeur : « Dans tel cas d'infection puerpérale streptococcique, par exemple, on rencontrera le streptocoque au niveau de la plaque purpurique, comme on le rencontrera en tout autre point de l'organisme. Dans tel cas d'angine streptococcique le microbe restera au contraire localisé au pharynx sans qu'il soit possible de le retrouver dans le sang et dans la plaque purpurique. On est donc en droit de supposer plutôt un effet des produits solubles qu'une action directe du microbe. » (*Traité de Médecine* de Debove et Achard. Article purpura.)

PURPURA TOXIQUE

PARALLÈLE ENTRE L'INFECTION ET L'INTOXICATION

Admettons donc l'hypothèse que l'infection à elle seule suffit à donner raison de l'étiologie du purpura, mais il n'est pas nécessaire que le produit toxique auquel on a affaire soit d'origine microbienne. Depuis longtemps déjà on a observé le purpura à la suite d'empoisonnements par des substances minérales, ou organiques d'origine végétale ou animale sans qu'il y ait intervention de microbes. « Ces intoxications, dit Mathieu (*Dictionnaire* de Dechambre), paraissent pouvoir reproduire toutes les formes cliniques du purpura. » Il s'agit donc d'affections absolument similaires, c'est en réalité une même maladie, c'est toujours du purpura secondaire, secondaire ici à une intoxication au lieu d'une infection.

En 1877, dans la *Revue de médecine*, Fournier publie quelques cas de purpura iodique. Chez les malades qu'il avait observés, l'iodure produisait une éruption très intense de purpura, la médication étant suspendue les pétéchies disparaissaient, la reprise de l'iodure de potassium ramenait immédiatement l'éruption, évidemment que dans ces cas il y avait une susceptibilité individuelle toute particulière, de même que dans les cas cités par Durhing (*Traité des maladies de la peau*, p. 408 et suiv.) dans lesquels le purpura a été observé après absorption à dose médicamenteuse d'arsenic.

Cette dose est quelquefois suffisante mais c'est plutôt à dose toxique que cet accident se produit. Il se trouve dans les intoxications par le mercure, le phosphore, voici pour quelques substances minérales. Parmi les produits organiques l'alcool est un de ceux qui le provoquent le plus souvent, je citerai encore le chloral, l'antipyrine, le sulfate de quinine. Certains produits végétaux ont pu déterminer également le purpura, la belladone, le cubèbe par exemple ou encore des balsamiques comme le copahu. Comme produits animaux je mentionnerai les venins introduits par les piqûres de certains insectes et parfois les piqûres de serpents, y compris la vipère (Roger, in *Path. générale* de Bouchard). Jusqu'ici nous avons trouvé l'origine de l'intoxication à l'extérieur, avançons encore d'un pas et nous la trouverons dans l'individu lui-même, par l'auto-intoxication. Que se passe-t-il dans ce cas ? Les produits toxiques en cette circonstance sont les déchets de l'organisme, des leucomaïnes qui au lieu d'être éliminées ne le sont pas ; elles ne font plus partie du fonctionnement régulier, ce sont des éléments anormaux, on doit les considérer comme étrangers. On le trouve encore dans les affections gastro-intestinales, ainsi que j'en rapporte une observation chez une femme atteinte d'ulcère de l'estomac. Dans ce cas faut-il incriminer une digestion anormale avec production d'éléments toxiques, ou admettre avec le professeur Hutinel qu'au niveau des régions malades il se fait secondairement une infection. D'autres fois c'est au cours d'une cachexie que l'on voit apparaître le purpura, comme dans le cancer, les vieilles tuberculoses. Il me reste à citer une circonstance encore bien curieuse qui concourt à démontrer que la présence du microbe n'est pas nécessaire, c'est que le phénomène a été constaté après l'injection d'antitoxines, produits d'origine microbienne, mais filtrés, ne renfermant plus aucun élément vivant. Des cas en ont été cités par Moizard et Perrégaux, Mendel, Izord Afoldi, Simon, Apert (thèse d'Apert).

Voici donc un ensemble de faits dans lesquels le purpura a une origine non microbienne. Les faits cliniques, les observations par leur accumulation peuvent autoriser les déductions, mais les expériences de pathologie expérimentale ont une valeur beaucoup plus grande, même décisive. Ces expériences en ce qui nous concerne ont été faites. Je veux parler des remarquables recherches de Charrin et de Sanarelli. Nous avons déjà vu antérieurement que certains auteurs, injectant à des animaux des cultures de microbes recueillies sur des malades morts de purpura, avaient réussi à provoquer des hémorrhagies dans les organes internes de leurs sujets en expérience ; mais aucun n'était arrivé à produire l'hémorrhagie cutanée. Cela tenait à ce que ces animaux, en général lapins ou cobayes, sont recouverts d'une peau particulièrement résistante, garnie d'un pelage épais. Charrin

(*Bull. de la Soc. de Biologie*, 1892, 7 et 14 mai), ayant pris comme sujet des anguilles dont la peau est nue leur injecta de la toxine pyocyanique et provoqua ainsi l'apparition de taches rouges sous-cutanées, ne s'effaçant pas à la pression, offrant en un mot les caractères du purpura.

Sanarelli (*Annales de l'Institut Pasteur*, 1894 (page 206), inocula 4 centimètres cubes de toxine typhique à un petit singe cercopithèque pesant 910 grammes. « Le lendemain matin, sur toute la surface de la peau du ventre, du thorax et sous les aisselles étaient apparues un très grand nombre de taches d'une couleur rouge hémorrhagique extraordinairement abondantes surtout dans la région ombilicale et sur les côtés de la poitrine, les taches avaient la forme de roséoles, les unes assez petites et arrondies, les autres assez étendues, irrégulières et tout à fait semblables à des taches hémorrhagiques sous-cutanées. » L'animal mourut en hypothermie (30°). Ces expériences ont été faites non plus avec un bouillon de culture, mais avec la toxine filtrée, le microbe n'est donc pas en jeu lui-même et dès lors nous pouvons admettre que seule la toxine est en jeu.

En y réfléchissant, on arrive bien à concevoir qu'entre l'intoxication par une toxine microbienne et l'auto-intoxication, il n'y a pas une différence considérable, je dirai même qu'il y a un rapprochement à faire. Le microbe puise dans le milieu où il se trouve les éléments nécessaires à sa nutrition, et en retour il excrète plutôt qu'il ne secrète des produits toxiques, lesquels se diffusent dans les milieux intérieures de l'être qui le renferme et l'empoisonnent ; de même dans un organisme, des cellules vivantes qui forment la colonie vivent, évoluent, se nourrissent et excrètent des produits de déchets variés qui s'ils ne sont pas éliminés par le fonctionnement régulier des émonctoires naturels produisent eux aussi des désordres. Dans le cancer que se passe-t-il ? Les éléments qui le constituent ont trouvé leur origine dans l'organisme atteint, mais ces éléments se sont pour ainsi dire affranchis, ils vivent en vrais parasites, ce sont des révolutionnaires de la colonie si j'ose m'exprimer ainsi. Leur malignité et la cachexie qui en résulte n'est pas en raison de leur masse, mais en raison des produits toxiques qu'ils déversent dans leur hôte.

En somme de tout ceci nous pouvons conclure que pour produire du purpura, il suffit qu'il y ait introduction d'un poison dans l'organisme, en laissant au mot poison le sens très large que lui donne Kobert dans sa définition : « Les poisons sont des substances non organisées, inorganiques ou organiques, existant dans l'organisme ou introduites de l'extérieur, formées artificiellement ou se trouvant dans la nature, qui grâce à leur constitution chimique peuvent dans des conditions déterminées porter préjudice aux êtres vivants de façon à détruire ou à troubler leur santé ou leur bien-être relatif. » — « Il faut citer encore le produit de sécrétion des micro-organismes pathogènes, l'importance de ce dernier groupe tend chaque jour à s'accroître, les travaux modernes démontrant de plus en plus que l'infection se résout en une intoxication. » (Roger, in *Path. général* de Bouchard.)

Au point de vue clinique les toxines se ramènent à des substances organiques bien définies, bien que ce soit le sujet de nombreuses discussions. Ainsi Roux et Yersin rangent la toxine diphtérique parmi les diastases, Brieger et Frænkel parmi les sérines, Wassermann et Proskauer en font une albumose.

Les organismes réagissent vis-à-vis des poisons comme vis-à-vis des toxines. C'est ainsi que le sang d'un animal réfractaire à un poison peut rendre réfractaire un animal qui y est sensible. Phisalix et Contejean ont démontré que le sang de la salamandre terrestre qui est réfractaire au curare, abolit l'action de ce poison d'origine végétale. « La suppuration, dit Roger, nous apparait comme un processus d'ordre toxique, que le poison soit microbien ou non, le pus est toujours produit sous l'influence de matières solubles. » C'est ainsi que l'on peut trouver des suppurations septiques et d'autres aseptiques. L'analogie peut encore se continuer par la possibilité d'acquérir l'immunité : « C'est aussi à une modification des albumines qu'il faut rattacher la production de l'immunité acquise ; qu'il s'agisse des poisons microbiens, des poisons végétaux comme l'abrine ou la ricine, des poisons animaux comme la peptone, la vaccination est due à des modifications du chimisme organique et ces modifications dépendent d'un changement dans la nutrition cellulaire : l'action des *toxiques* se traduit par des réactions organiques qui aboutissent à la production d'*anti-toxines*. » (Roger).

Nous trouvons entre l'intoxication et l'infection beaucoup de points comparables que l'on peut rapprocher sinon identifier. Il n'y a donc rien qui doive nous choquer de voir le purpura se présenter comme phénomène secondaire dans l'intoxication comme dans l'infection et y revêtir des formes cliniques absolument identiques.

ANATOMIE PATHOLOGIQUE

Le purpura affecte généralement à la peau l'aspect de petites taches de forme et de dimensions variables, généralement elles sont arrondies et petites, on leur donne le nom de pétéchies, d'autres fois elles sont allongées, vergetées, on les appelle alors vibices ; plus rarement ce sont de grandes ecchymoses sous-cutanées. Sur les cadavres de malades morts de purpura hémorrhagique on peut rencontrer des épanchements de sang dans le tissu cellulaire sous-dermique et même de grandes suffusions dans l'épaisseur des muscles comme nous avons eu l'occasion de l'observer chez un de nos malades. Les muqueuses des voies aériennes, digestives, génito-urinaires, elles aussi, sont atteintes de même que le foie, les reins, les poumons, le cerveau et même les os au dire de Récamier. Le plus souvent les pétéchies ne forment aucun relief, cependant dans certains cas la localisation peri-folliculaire détermine une élevure légère de la tache, les poils sont déviés de leur direction, enroulés sur eux-mêmes, la couche cornée de l'épiderme leur fait une sorte de couvercle au sommet du cône pilaire. La peau prend alors l'aspect chagriné que l'on désigne sous le nom de peau anserine.

Ce sont les membres inférieurs qui la plupart du temps sont le siège du purpura, ce qui tient surtout à leur position déclive, cependant on peut le rencontrer sur les autres régions du corps. La distribution est le plus souvent symétrique.

Étudions maintenant la lésion purpurique au point de vue anatomo-physiologique, nous passerons en revue les modifications du sang, puis celles des vaisseaux.

1° *Modifications du sang.* — Longtemps, depuis l'antiquité on attribuait le purpura à un certain état de fluidité particulière du sang que l'on désignait sous le nom de sang dissous, actuellement cette théorie est reconnue insuffisante et fausse. « Le sang dissous est noir, poisseux, les globules rouges profondément altérés laissent échapper leur hémoglobine, la proportion de celle-ci est très diminuée (Quinquaud). » Cet état se rencontre dans quelques maladies infectieuses et dans certains empoisonnements comme ceux qui sont produits par le phosphore, l'arsenic. Que cela se rencontre dans certains cas de purpura, c'est possible, mais il ne faut pas en faire une caractéristique de cette affection. Les globules rouges ont été souvent trouvés altérés, modifiés dans leurs formes, crénelés, plus ou moins volumineux, mais ce n'est pas spécial, puisque dans les anémies graves on peut rencontrer des modifications analogues sans qu'il y ait le symptôme purpura. — Les globules blancs ont été trouvés en excès, mais sans offrir d'altération constante.

En 1876, Hayem *(compte rendu des séances de la Société de Biologie*, page 232) signale « pendant la vie, dans le sang, un grand nombre de globules blancs, dont la plupart différaient des leucocytes par leur forme et leur réaction et présentaient beaucoup d'analogie avec les éléments embryonnaires. Les plus petits du volume d'un globulin étaient constitués par une masse de protoplasma dans lequel on trouvait un gros noyau finement granuleux avec un nucléole très apparent. D'autres plus volumineux que les globules blancs adultes étaient constitués par deux ou trois de ces noyaux entourés d'une masse cellulaire ».

M. Hayem avait été dès lors conduit à penser que les hémorrhagies pouvaient être dues « à des infarctus produits par accumulation dans les artérioles de ces éléments anormaux ».

Plus tard Hayem admit la formation de concrétions fibrineuses de très petites dimensions formées par une sorte de précipitation.

Il avait remarqué qu'en injectant dans les veines d'un animal, le sang d'un animal d'une autre espèce et même de la même que lui on provoque la formation de fines granulations fibrineuses qui peuvent produire des infarctus hémorrhagiques multiples dans tous les organes, rein, rate, foie, poumons, etc. Dans un foie de purpurique il trouva des lésions absolument semblables à celles qu'il avait produites expérimentalement chez le chien (juillet 1883). N'y a-t-il pas d'autres raisons pour produire ces concrétions fibrineuses ? C'est encore Hayem qui en donne la preuve ; le 15 octobre 1888, il communique à l'Académie des Sciences des expériences qui tendent à « démontrer que l'adultération du sang par des principes d'origine cellulaire peut provoquer la formation de concrétions par précipitation granuleuse et par suite des lésions emboliques, hémorrhagiques ». (*Bulletin Méd.*, 1888, page 1384).

A cette époque Martin de Gimard publiait dans sa thèse des coupes où il montrait l'infarctus, mais pour lui le point important ce n'est plus l'amas de globules blancs, les cellules embryonnaires, ou la granulation fibrineuse, il attire surtout l'attention sur ce fait qu'au centre se trouve le microbe, ce n'est plus une simple embolie, c'est une inflammation localisée en ce point : « les hémorrhagies, dit-il, ne semblent pas le résultat d'une simple action exclusivement mécanique, d'une simple obstruction de vaisseaux par une colonie de microbes. Elles s'expliqueraient beaucoup mieux par l'intervention de phénomènes inflammatoires du côté des vaisseaux non seulement au point même où les micro-organismes arrêtés, auraient pullulé, mais encore faudrait-il peut-être admettre une certaine inflammation des capillaires situés à la périphérie du vaisseau oblitéré, d'où la rupture de ces capillaires spontanément, ou sous l'influence d'une augmentation de tension due par exemple, au mouvement ou à la marche ».

Cependant nous avons vu que la présence du microbe au lieu de la lésion est loin d'être constante, qu'il est même rare que l'intoxication doive seule être mise en cause et nous pouvons admettre avec M. Hayem qu' « il est possible que l'état du sang soit sous la dépendance d'un vice dans l'altération des matériaux nutritifs, ou de l'introduction dans le sang sous l'influence de troubles digestifs de substances toxiques capables de modifier les hématoblastes et peut-être d'amener des coagulations par précipitation. » Il est possible que le processus embolique puisse être cause du purpura, mais il faut reconnaître qu'à la peau, comme le fait bien remarquer Apert, il est insuffisant à produire des infarctus puisque les artérioles ne sont pas terminales et que la circulation est assurée par des anastomoses. L'infarctus n'a d'ailleurs d'importance qu'en cas de suppuration, or elle est relativement rare.

La fibrine, elle aussi a présenté des variations fort inconstantes. « il y a, dit Du Castel, tantôt diminution (purpura hémorrhagique, maladies infectieuses) tantôt augmentation (purpura simple, scorbut); suivant Hayem la coagulation présenterait ceci de particulier que le caillot est peu rétractile et que par suite il y a absence de transsudation du sérum. Ainsi donc nous ne trouvons rien dans le sang qui soit franchement pathognomonique. Les histologistes s'occupant de l'artériole ont donné des altérations plus positives. Rappelons pour mémoire l'opinion de Wirchow qui en fait une faiblesse des vaisseaux avec diminution de volume, celle de Cruveilhier qui en fait une phlébite capillaire hémorrhagique, d'autres auteurs (Labadie-Lagrave, Hayem, Leloir) ont constaté une endartérite proliférante très abondante avec desquamation de l'endothélium aboutissant à l'oblitération du capillaire. Frémont en fait de l'endo et de la péri-artérite.

Cornil a attiré l'attention sur la dilatation du capillaire :

« Dans la partie centrale de la tache purpurique, les vaisseaux capillaires sont colossalement dilatés, ils atteignent de un à trois dixièmes de millimètre, c'est-à-dire quinze, vingt ou trente fois plus considérables qu'à l'état normal.

Les vaisseaux des papilles étaient distendus démesurément, de telle sorte qu'une anse capillaire était souvent transformée en une dilatation sphérique, tous les vaisseaux, artères, veines et capillaires du derme étaient également distendus. Entre les faisceaux du tissu connectif du derme, il y avait des rangées et des accumulations de globules rouges sortis des vaisseaux, soit sous forme de légions parallèles, soit sous forme de figures étoilées, suivant que ces faisceaux, dans leur enchevêtrement étaient sectionnés parallèlement ou perpendiculairement à leur direction ». Dans un cas de M. Frémont, il y avait en plus une assez grande quantité de cellules lymphatiques migratrices disséminées dans la partie superficielle du chorion muqueux de la lèvre, au niveau de la tache purpurique.

En résumé, en fait de lésion le microscope ne révèle que des phénomènes inflammatoires du coté des artérioles, s'accompagnant parfois d'une altération plus ou moins accentuée de la paroi. La dilatation quand elle se produit sur des vaisseaux dégénérés granulo-graisseux peut être purement passive, mais beaucoup de sujets n'offrent pas cette dégénérescence et il faut alors invoquer une action paralytique, nous le verrons en étudiant la pathogénie.

LÉSIONS DU FOIE

IMPORTANCE DES ALTÉRATIONS DU REIN

Nous avons vu précédemment que le purpura est dans une grande quantité de cas le résultat d'une infection ou d'une intoxication. L'organisme réagit contre les toxines de deux façons, soit en les détruisant soit en les éliminant, qu'un trouble soit apporté dans le fonctionnement régulier des organes auxquels sont dévolues ces fonctions, cela suffit à produire les manifestations infectieuses. Le foie est le grand destructeur des poisons, la peau, le poumon et surtout le rein sont les éliminateurs.

Les lésions du foie ont été constatées depuis longtemps et nous lisons dans les conclusions de la thèse de Vernier (1873) : « Les faits ne sont pas encore assez nombreux pour que l'on puisse toujours attribuer le purpura hémorrhagique à une affection concomitante de la glande hépatique, mais certains faits (ceux de M. Liouville) peuvent le faire supposer. C'est le microscope qui a mis sur la voie de la stéatose, et il est probable que l'on aurait rencontré la même lésion dans les autres cas rapportés si l'on avait toujours fait l'étude microscopique et par suite on pourrait ranger beaucoup de cas de purpura primitif dans la catégorie des purpuras secondaires. »

En 1890 Hanot et Luzet citent un purpura survenu au cours d'une méningite cérébro-spinale streptococcienne avec transmission du purpura de la mère au fœtus.

L'autopsie de l'enfant et l'examen histologique de son foie donnèrent les résultats suivants : « Dans les cellules hépatiques, on ne trouve pas trace de noyaux Cependant en cherchant minutieusement on peut trouver çà et là quelque noyau encore colorable et des traces de noyaux sous forme d'un amas de trois ou quatre grains irréguliers de chromatine, les corps cellulaires contiennent de petits blocs irréguliers et fortement granuleux, nous pensons qu'il s'agit là d'un fait de véritable hépatite parenchymateuse ou de nécrose des éléments sécréteurs du foie. » Dans le foie de la mère ils constatèrent une lésion assez singulière, dans un certain nombre de cellules hépatiques disséminées sans ordre dans le lobule et isolées les unes des autres, il existe un noyau qui a pris l'aspect vésiculaire.

C'est encore aux lésions du foie qu'Apert attribue la plus grande importance, et il en rapporte plusieurs observations, une de Leloir (*Annales de Dermat. et Syphil.*), ayant trait à un homme atteint de cirrhose alcoolique, qui à l'occasion d'une pneumonie fait une poussée de larges plaques purpuriques ovalaires. Après la mort, l'autopsie donna la vérification de la cirrhose. Une observation de Monnier (Société de Biologie, 1896) relative à un malade cirrhotique mort en quatre jours d'un purpura hémorrhagique secondaire à la suite d'une infection mixte à streptocoques et à colibacilles. Apert lui-même donne trois observations de cardiaques porteurs de foies cardiaques, une de cirrhose alcoolique chez un cardiaque, une de kyste hydatique du foie chez un ancien tuberculeux. Dans tous ces cas il est survenu une infection et c'est à cette occasion que le purpura a fait son apparition, le foie fonctionnant insuffisamment ayant laissé se faire l'accumulation des toxines.

Il n'y a pas à mettre en doute la réelle importance des lésions du foie, mais pour notre part nous en attribuons une pour le moins aussi grande aux altérations du rein, le grand éliminateur de l'organisme. Beaucoup d'auteurs les ont signalées dans des observations isolées, mais n'y ont pas attiré l'attention, beaucoup même ne font aucune mention de l'examen des urines, je ne saurais mieux faire que de rapporter l'indication des observations où la lésion du rein a été observée.

En 1832 Bright (*Guy's Hosp. Rep.*, page 350) rapporte un cas d'hémorrhagie chez un albuminurique.

Pellegrino Lévi (Paris 1864) donne l'observation d'un brightique chez lequel il a observé des épistaxis, des hémorrhagies abondantes et des taches ecchymotiques sur les membres inférieurs, l'abdomen et la poitrine.

Vernier (1873) qui déjà avait constaté l'importance des lésions du foie, nous arrête également sur le rein. « De même, dit-il, les reins primitivement hyperémiés d'une manière passive deviennent durs et s'atrophient, il y a prolifération du tissu conjonctif dans la substance corticale. On a alors ce qu'on appelle les reins cardiaques, le sang gêné primitivement dans son cours subit plus tard une modification chimique, ce qui peut engendrer le purpura hémorrhagique. » Actuellement nous interprétons différemment sa constatation, mais nous devons cependant l'enregistrer. Plus tard c'est encore sur un individu mort de néphrite avec manifestations purpuriques que Vassale recherche le microbe du purpura.

En 1888, Martin de Gimard dans les treize observations qu'il cite signale six fois les lésions du rein, une fois le malade présente de l'anasarque et de l'œdème pulmonaire sans qu'il y ait d'albuminurie, il y a cependant encore dans ce cas insuffisance rénale. Dans cinq observations il ne fait pas mention d'un examen, une seule fois cet examen ayant été fait n'a pas décelé d'albumine et après la mort il n'est pas fait mention de lésions rénales trouvées à l'autopsie.

A la même époque Lecorché et Talamon (Traité de l'albuminurie et du mal de Bright, page 395) expriment cette idée que dans certaines conditions c'est au cours d'un mal de Bright avéré qu'apparait le purpura : « Il s'observe surtout à la période cachectique du petit rein contracté, il peut cependant se produire au moment des poussées aiguës à une époque relativement récente qu'il y ait ou non de l'œdème, il se localise d'ordinaire aux membres inférieurs sous forme de taches disséminées, de pétéchies punctiformes, il coïncide parfois avec des épistaxis. »

Hanot et Luzet (1890) dans l'observation à laquelle je faisais allusion plus haut mentionnent la paralysie des réservoirs. La malade est sondée et on retire une très petite quantité d'urines très foncées et renfermant une assez grande quantité d'albumine. A l'autopsie, on trouve des reins pesant chacun 210 grammes au lieu de 125 grammes, poids normal chez la femme : « L'état des deux reins est semblable. Coloration rosée de la surface avec arborisations vasculaires dessinant nettement le pourtour de la base des lobes. Décortication facile. A la coupe, décoloration de la substance corticale qui est jaunie, d'épaisseur normale. Congestion de la base des pyramides, pas d'infarctus ni de tumeurs. » Claisse (1891) dans un cas de purpura pneumococcique mentionne lui aussi une forte proportion d'albumine chez son malade, l'autopsie révèle des lésions du rein gauche qui pèse 185 grammes, le droit 170 grammes.

Voituriez dans un cas semblable n'a observé qu'un œdème blanc et dur de la face dorsale des pieds sans albuminurie.

Sortais en 1896 édifie sa thèse sur une observation de purpura chez un tuberculeux, il a constaté la présence d'albumine.

Apert rapporte dix-sept observations, neuf fois le rein a été touché.

Dans nos observations personnelles deux fois nous avons constaté la présence d'albumine dans les urines. Ainsi donc voici un ensemble de faits qui permettent de penser que l'insuffisance rénale doit être prise en considération dans un grand nombre de cas; tantôt elle ne se manifeste que par l'œdème, soit localisé aux membres inférieurs, soit généralisé, cet œdème peut être passager et ne s'observer que pendant les premiers jours ou même avant l'apparition de l'éruption pétéchiale ; tantôt la lésion du rein se manifeste par de l'albuminurie qui peut parfois être passagère et passer même inaperçue, si les analyses ne sont pas faites fréquemment. Tantôt on a à faire à une altération profonde du rein, à une sclérose, à une néphrite, soit à petit rein contracté soit à gros rein blanc.

Il ne suffit cependant pas d'enregistrer une affection rénale pour affirmer qu'elle soit la cause du purpura. Car elle peut être non pas la cause mais l'effet de la maladie. Un malade peut présenter un certain degré de congestion, faire des infarctus, des hémorrhagies dans son rein, comme il en fait dans son intestin ou dans tout autre organe. Cette lésion une fois produite aggrave certainement l'état du malade, mais en réalité elle n'est pas la cause première de la maladie Mais si la néphrite est antérieure à l'apparition du purpura, qu'elle soit produite par l'artério-sclérose, quelle soit consécutive a une maladie infectieuse aiguë (fièvres éruptives, diphtérie, bronchite, pneumonie, etc.) ou chronique (tuberculose) dans ce cas nous sommes en droit de croire qu'elle agit comme cause efficiente. Les observations de ce genre ne manquent pas, qu'on se reporte aux deux tableaux où nous résumons les cas de Martin de Gimard et de Apert, on en trouvera de nombreux exemples. Nous rapportons nous-mêmes deux cas où le purpura est consécutif à des pneumo-thorax dont l'un d'eux ne date pas moins de sept ans, l'autre de quelques mois.

PATHOGÉNIE

Pendant longtemps les auteurs firent jouer un très grand rôle à la prédisposition individuelle, mais ce n'est qu'un mot, ce n'est pas une explication. Quels étaient les prédisposés? On s'accordait généralement à les trouver dans le groupe des rhumatisants, des arthritiques, des herpétiques (de Lancereaux), suivant les termes qu'on a successivement employés. Que ce soit de préférence dans le groupe atteint de la diathèse arthritique qu'ils se rencontrent, nous ne le contestons pas, mais encore faut-il une cause déterminante, nous l'avons trouvée dans l'accumulation des *produits toxiques quels qu'ils soient* dans le sang. C'est ainsi que le purpura apparait dans les affections aiguës ou dans les exacerbations d'une maladie chronique au moment où il se produit pour ainsi dire une surproduction de toxines.

Quel mécanisme invoquer pour expliquer ce syndrome? Nous avons remarqué que la dilatation des capillaires dépasse de beaucoup celle que pourrait produire une simple dilatation par paralysie des vaso-constricteurs ; il y a plus, il faut invoquer une vaso dilatation active. Faisans a démontré l'importance qu'il faut attribuer aux altérations du système nerveux dans la pathogénie du purpura. En faveur de cette hypothèse on peut invoquer la symétrie habituelle de cette affection, qui ne saurait être un simple effet du hasard, de plus la théorie de l'infarctus, outre qu'elle ne rend pas compte de la symétrie est insuffisante, nous l'avons vu, en ce qui concerne la circulation de la peau, et d'ailleurs, si quelquefois on a constaté la thrombose des capillaires, on est loin d'en faire une lésion constante et pathognomonique.

Les travaux de Claude Bernard, ceux de Schiff, de Vulpian, de Dastre et Morat ont montré que l'innervation des vaisseaux relevait du grand sympathique, ce système est mis en communication avec la moelle et longtemps les physiologistes localisèrent le centre vaso-moteur dans le bulbe rachidien. Dans une communication du 2 mars 1871, Vulpian expose à l'Académie des Sciences ses expériences tendant à prouver : 1° qu'il n'y a pas un centre unique ; 2° que les centres sont échelonnés dans la substance de la moelle épinière ; 3° enfin qu'ils peuvent agir isolément sur les fibres vaso-motrices. Si un seul centre existait, en admettant qu'il soit soumis a une excitation quelconque, la manifestation de sa mise en activité devrait être générale et répandue uniformément sur toute la surface du corps, ce n'est pas le cas ; tandis que s'il y a des centres isolés et indépendants on peut admettre une éruption localisée dans des territoires bien définis et parfaitement symétriques. Ainsi donc si nous admettons le rôle du système nerveux ce n'est que comme un moyen intermédiaire, car il est relativement rare que l'on ait à faire à une lésion d'un nerf (par exemple névrite sciatique) ou de la moelle sans infection, quand il s'agit d'une méningite, d'un mal de Pott, d'un cancer propagé au rachis on peut se demander quelle part revient à la compression, ou à l'inflammation locale, quelle part revient à l'agent infectieux. Si l'individu chez lequel ces troubles vaso-moteurs se rencontrent à un système circulatoire sain, il est évident qu'il aura beaucoup plus de chances de résister que celui dont les artères, veines et capillaires sont dégénérés granulo-graisseux, comme c'est le cas pour certains arthritiques, c'est en ce sens que la notion de diathèse doit être prise en considération.

En somme le purpura nous apparait désormais dans la grande majorité des cas comme un syndrôme et non plus comme une entité morbide, cependant il reste encore dans la science des observations dans lesquelles il est impossible de dépister une cause occasionnelle, c'est à ces cas que l'on conservera l'appellation de maladie de Verlhoff. Il est encore une forme spéciale qu'il est difficile de classer et dont il n'existe que quelques rares observations, je veux parler du purpura foudroyant que l'on observe chez les enfants en bas âge, les quelques cas connus ont trait à des sujets âgés de moins de 5 ans. Boulloche y a consacré un article (*Société méd. des hôpitaux*, 27 octobre 1899) où il rassemble les quelques cas connus au nombre de 9. L'invasion est brusque et d'emblée envahit toute la surface du corps, la température dans le cas qui lui est personnel atteint 40°6, le pouls 180, la respiration 60, l'enfant soigné par des injections de sérum et des bains froids guérit en 20 jours. Les autres cas sont rapportés par Guelliot, Henoch, Wolff, Rinonapoli, Hervé, Ausset, quelques-uns se terminent par la mort.

Boulloche. — Société médicale des Hôpitaux, 27 octobre 1899.
Guelliot. — *Union med. du N.-E.*, 1884.
Henoch. — *Berl. med, Gesellsch.*, 15 décembre 1886.
Rinonapoli. — *Arch, de path. inf.*, septembre 1887.
Hervé. — *Rev. mensuelle des mal. de l'enfance.* 1888.
Ausset. — *Echo méd. du midi*, 1899, page 41.

Le purpura rhumatismal mérite lui aussi une mention spéciale, il forme un groupe très important et il suffirait à constituer à lui seul une maladie formant une entité, mais je ne puis m'empêcher de remarquer que les tendances actuelles sont de faire du rhumatisme une maladie infectieuse également. Achalme puis Thiroloix étudiant le sang des rhumatisants sont parvenus à isoler un bacille anaérobie qui, par ses caractères morphologiques, a quelque ressemblance avec la bactéridie charbonneuse. D'autres chercheurs Triboulet et Coyon ont eux aussi trouvé un microbe de rhumatisme, mais qui n'est pas le même que le précédent. Cette question est encore à l'étude, mais que le rhumatisme soit un jour attribué à une espèce microbienne bien définie ou qu'il soit le résultat d'infections variées, le purpura rhumatismal viendrait du même coup se ranger dans le groupe des purpuras infectieux secondaires.

Tableau des Observations de Martin de Gimard (1888)

N° d'ordre	SEXE	AGE	NATURE DE LA MALADIE PRIMITIVE	TROUBLES de l'appareil urinaire
1	masc.	6	Ulcération gangréneuse de la bouche.	Urines rares, non sanglantes, à la fin albumine.
2	fém.	10	Maladie de Werlhoff avec poussées fébriles.	Urines sanguinolentes.
3	masc.	22	Id.	Urines sanglantes
4	fém.	6	Adénopathie trachéo-bronch.	Pas de mention.
5	masc.	11	Puspura simplex avec fièvre.	Id.
6	masc.	7 1/2	Scarlatine, angine gangréneuse, œdèmes, arthrite, néphrite	Indican, œdème d'ab. sans album. 8 jours après avec album. néphrite.
7	fém.	6	Ecchymoses, œdème pulmon.	Anasarque pas d'albumine
8	masc.	14	Purpura hemorrhagica. Phénomènes typhoïdes. Sphacèle de plusieurs ecchymoses purpuriques et de la muqueuse buccale. Arthrite, mort.	Pas d'albumine, autop., reins congestionnés, infarctus nombreux
9	masc.	37	Purpura hémorrhagique, épistaxis, délire, fièvre, mort.	Rien.
10	masc.	8	Purpura hémorrhagique. Œdème, infiltration hémorrhagique étendue, gangrène, guérison avec cicatrices vicieuses.	Albumine.
11	masc.	12	Purpura hémorrhagique, épistaxis incoercible. Œdème de la moitié gauche de la face. Gangrène nasale gauche.	Pas de mention.
12	masc.	8 1/2	Purpura hémorrhagique, pseudo rhumatisme articul.	Pas de mention.
13	masc.	19	Id.	Pas de mention.

Tableau des Observations d'Apert (1897)

N° d'ordre	SEXE	AGE	NATURE DE LA MALADIE PRIMITIVE	TROUBLES de l'appareil urinaire
1	fém.	10 1/2	Douleurs rhumatoïdes, œdème, père rhumatisant, guérison.	Albumine, œdème.
2	masc.	13 1/2	Douleurs rhumatoïdes, vomissements, diarrhée.	Pas de mention.
3	masc.	11	Néphrite.	Néphrite album.
4	fém.	28	Douleurs rhumatoïdes.	Pas de mention
5	masc.	13 1/2	Broncho-pneumonie.	Id.
6	masc.	51	Artériosclérose, brigthisme, syphilis, tuberculose.	Brightisme.
7	fém.	14	Obésité.	Album. glycosur.
8	masc.	3 1/2	Angine diphtérique scarlatine, rougeole.	Albumine.
9	fém.	3	Rougeole, angine à streptocoques, scarlatine.	Pas de mention.
10	fém.	59	Mort d'hémorrhagie méningée, septicémie à streptocoq.	Autopsie, adhér. de la capsule du rein p. 175 et 180 g. sains à l'ex. hist.
11	masc.	28	Hémorrhagies gingival. Etat typhoïdes, hémorrhag. centr.	Pas de mention.
12	fém.	5	Poussées de pyodermie staphylocoque blanc dans le sang.	Pas d'albumine.
13	fém.	16	Tuberculose ancienne. Kyste hydatique du foie.	Pas de lés. de rein.
14	masc.	55	Cirrhose atrophique chez un cardiaque.	Œdèmes, urines rares, reins très congest., hémorrhag. d. l. glomér.
15	masc.	41	Foie cardiaque. Asystolie.	Urines rares, pas d'album., œdèm. infarctus du rein
16	masc.	52	Purpura chez un cardiaque à l'occas. d'une bronch., petits signes de brightisme, hématurie, hémorrhagie méningée.	Hématurie, brightisme.
17	masc.	58	Infection à streptocoque chez un malade porteur d'un foie cardiaque.	Rien.

OBSERVATIONS

OBSERVATION I (personnelle).

Prise dans le service du docteur Duguet. (Hôpital Lariboisière)

Il s'agit dans cette observation d'un homme, M... Tiburce, âgé de 43 ans, exerçant la profession d'imprimeur typographe.

Ses antécédents héréditaires ont peu d'importance, le père est mort d'accident, la mère de diabète à l'âge de 68 ans, les deux frères et la sœur sont bien portants.

Notre sujet étant enfant, puis jeune homme ne fit aucune maladie importante. A l'âge de 33 ans il travaillait à la campagne de son métier d'imprimeur à Meaux, l'atelier était suffisamment aéré. A ce moment il fut pris d'un petit rhume qui d'abord négligé devint une bronchite intense. Il fut alors traité par de nombreux vésicatoires. il tomba dans une extrême faiblesse, cet état dura un an à la suite duquel il put reprendre son travail, puis il fut atteint de congestion pulmonaire du côté gauche, il y a environ 9 ans. Cette congestion dura six mois, le malade était soigné à la campagne près de Château-Thierry. Il crachait des crachats purulents. progressivement il s'est fait un épanchement pleurétique de ce même côté. pour cela il fut soigné par des cautères, des vésicatoires, des pointes de feu.

Le malade présentait une fièvre élevée dont il ne peut spécifier le degré. la paroi était œdématiée. il y avait de la dyspnée, le cœur était déplacé, enfin le malade rendit du pus par la bouche. Il vidait sa plèvre par une vomique mais c'était bien insuffisant. le 29 avril 1894. il arriva à Lariboisière. Salle Grisolle dans le service de M. le docteur Duguet qui fit le diagnostic de pyo-pneumothorax. Au niveau de la base gauche existait un empyème pulsatile très caractérisé. L'ouverture de la plèvre fut pratiquée immédiatement très largement et il en sortit la quantité considérable de huit litres de pus. Deux drains furent laissés dans la plaie, à la suite de cette intervention la fièvre tomba. le malade resta pendant six mois dans le service, se reposa encore deux mois chez lui avant de reprendre son travail. d'une façon d'ailleurs bien modérée.

Depuis lors cet homme s'est quelquefois enrhumé l'hiver, mais cela n'a jamais été persistant.

Il revient de temps en temps à l'hôpital se faire examiner, c'est ainsi que nous avons pu connaître son état actuel.

En ce moment (juillet 1901), cet homme est amaigri. les muscles sont un peu atrophiés, les extrémités des doigts et des orteils sont dilatées et présentent des ongles hippocratiques, sur la peau quelques nævi et des traces de cautères. De plus depuis l'hiver le malade a senti de temps en temps ses jambes devenir lourdes et se fatiguer facilement, puis est apparue il y a une quinzaine de jours une éruption de purpura qui a commencé par le mollet, tandis que la première poussée disparaissait d'autres se produisaient, les deux bras ont été œdématiés plusieurs fois, cet œdème se produit en une journée et est douloureux, le lendemain la douleur est atténuée mais on constate de grandes ecchymoses sous-cutanées et intramusculaires il est resté au moment où nous faisons l'examen des traces :

1° Au bras gauche au-dessus du coude. 2° Au bras droit au tiers supérieur du long supinateur et au niveau des extenseurs. du pouce. Aux jambes on constate la présence d'ecchymoses semblables :

1° A gauche au tiers inférieur de la cuisse, côté externe, au tiers supérieur et tiers inférieur de la jambe.

2° A droite, au mollet.

Examen du poumon. — Du côté droit, côté sain. On entend une respiration *forte* sans aucun signe stéthoscopique.

Du côté gauche on constate une dépression thoracique au niveau de la région sous-claviculaire. Il y a toujours un drain gros comme le doigt au niveau du sixième espace intercostal, quand le malade tousse, il expulse par son drain quelques gouttes d'un pus assez liquide. Le malade fait chaque jour des lavages intra-pleuraux. L'auscultation de ce côté révèle une absence totale de bruits respiratoires à la base et au tiers moyen, au sommet un faible souffle agrémenté de quelques petits piaulements. Les bruits du cœur sont propagés vers le sommet gauche.

L'examen du cœur ne révèle rien d'anormal, digestion bonne malgré l'absence d'un certain nombre de dents.

Le pouls est un peu rapide et un peu faible.

Les urines renferment de l'albumine

Observation II (personnelle).

(Prise dans le service du docteur Duguet. Hôpital Lariboisière).

Le nommé P... Félicien, âgé de 29 ans, homme d'équipe à la gare du Nord, entra le 24 mai 1901, lit 21, salle Grisolle, à Lariboisière.

Son père est mort à l'âge de 44 ans de maladie d'estomac, sa mère est âgée de 66 ans bien portante (atteinte de myopie intense), une sœur est bien portante.

Dans son enfance le malade a eu de la dysenterie ; en 1893 avant de partir au régiment, il eut une bronchite qui dura 15 jours et dont il ne restait rien à son arrivée au corps,

Durant son service, il n'eut qu'un peu de conjonctivite, il supporta bien son service militaire.

Depuis cette époque, il n'a fait que de petites indispositions sans gravité, il eut une balanite sans autre affection vénérienne.

Depuis son service militaire, il travaillait à Lapiat près de Modane dans une usine électro-métallurgique française d'aluminium, elle n'est pas ventilée mais, dit-il, bien aérée, il y a malgré cela beaucoup de poussière de kaolin (kryolithe) et de charbon.

Le 26 mai 1897 notre sujet est venu à Paris d'abord garçon de laboratoire dans une pharmacie, ensuite embauché à la gare du Nord comme homme d'équipe.

En février 1901, il prit un rhume, il continua néanmoins à travailler, une semaine de nuit, une de jour, le malade sentit d'abord une gêne au larynx, la voie était enrouée, puis il cracha du sang pendant une nuit ou deux, il se décida alors à se présenter à la visite, on constata une bronchite, au bout de huit jours il put reprendre son travail, mais les forces baissaient, il avait des transpirations abondantes la nuit, et il sentait des points douloureux dans la poitrine, en avant, en arrière, en quelques points disséminés, l'appétit faiblit et les digestions devinrent difficiles, il n'eut jamais de diarrhée, le sommeil resta bon.

Néanmoins le malade continuait à travailler, quand l'après-midi vers 3 heures 30 ou 35 (il peut préciser exactement l'heure) à l'occasion d'un faible effort en accrochant deux vagons, il sentit brusquement une grande constriction du côté droit de la poitrine et immédiatement il éprouva une dyspnée intense, il fit effort, fit encore un attelage, mais il dut cesser et fut conduit au poste médical ; après quelques secours immédiats (sirop d'éther, ventouses sèches), il fut conduit chez lui.

Le lendemain 21 mai 1901, il entrait salle Grisolle à Lariboisière.

Il présentait alors une température atteignant 39° le soir avec un peu de rémittence le matin.

Au bout de dix-sept jours de repos, elle était revenue aux environs de la normale.

Actuellement 24 juin, on constate du côté gauche au sommet, une respiration soufflante, une expiration prolongée, la toux permet de percevoir quelques bulles sous-crépitantes ; le reste du poumon parait sain, quand le malade tousse, on entend la propagation du souffle amphorique de l'autre côté de la poitrine.

Du côté droit, l'inspection fait constater que ce côté est plus développé que l'autre, le côté gauche mesuré à la hauteur du mamelon en demi-ceinture mesure 43 centimètres, celui de droite au même niveau 50 centimètres, soit 7 en plus.

La paroi présente un certain degré d'œdème qui conserve l'empreinte des plis de la chemise.

Pendant les mouvements respiratoires, ce côté est immobile, les vibrations sont abolies dans toute la hauteur, la percussion donne une sonorité d'une tonalité plus élevée que du côté opposé, à la base il y a une petite zone de matité, le foie est légèrement abaissé.

A l'auscultation on constate l'abolition du murmure vésiculaire, mais on entend un souffle amphorique très net, la voix et la toux ont un timbre métallique, la parole détermine un teintement métallique.

En pratiquant la percussion sur une pièce de monnaie on obtient la production du bruit d'airain. En imprimant quelques mouvements au thorax on détermine la succussion hippocratique dont le malade à lui-même la sensation.

Bref ce sont tous les signes d'un pneumothorax classique. Le malade expectore quelques crachats pelotonnés dont on trouve l'origine dans son côté gauche, au niveau de quelque colonie bacillaire. Il respire facilement au repos, mais dès qu'il parle, au cours de notre interrogatoire, il perd haleine et doit se reposer. son cœur a des contractions rapides, bien claquées, son pouls est néanmoins faible, la circulation est affaiblie ainsi qu'en témoigne un œdème de la main gauche, déterminé par la simple position déclive pendant le sommeil.

Appétit moyen, digestions pénibles, sommeil médiocre.

Examen de la peau. — On remarque sur les membres inférieurs au niveau des pieds et des jambes, aux mollets principalement, une grande quantité de pétéchies de purpura, les unes anciennes, jaunatres, plus ou moins effacées, d'autres récentes. Les premières sont apparues une semaine environ après son entrée à l'hôpital et depuis se sont toujours continuées. Au niveau des cuisses surtout à droite (côté sur lequel se couche le malade), les hémorrhagies sous-cutanées atteignent la taille d'une pièce de cinquante centimes. Au niveau du grand trochanter droit sont des ulcérations de la peau causées par le décubitus latéral de ce côté.

Sur le tronc principalement à droite, on observe encore de nombreuses taches purpuriques, il y a un léger œdème au niveau du sacrum.

Au genou du côté gauche, il y a une hydarthrose bien accentuée, le cul-de-sac supérieur est comblé, la pression sur la rotule détermine un choc en touche de piano très net. Le cul-de-sac supérieur est douloureux.

EXAMEN DE L'URINE

I.	Couleur :	jaune rougeâtre.
	Aspect :	trouble.
	Dépôt :	floconneux, pulvérulent et blanchâtre.
	Odeur :	sui generis.
	Consistance :	fluide.
	Réaction :	franchement acide.
	Densité :	1027 à + 23° centigrade
II.	Urée :	12 gr. 80 par litre.
	Acide urique :	1 gr. 32.

III. Indigogène : faible proportion (valeur colorimétrique : 2 à 2,5 en prenant l'eau distillée pour 0 et la teinte du réactif de Fehling pour 10.)

Glucose : point.

Albumine totale : 1 gr. 32 par litre.

IV. Oxalate de chaux : abondant (forme octaédrique.)

Leucocytes : rares.

Hématies : (forme crénelée) rares.

Urate de soude : peu abondant.

Observation III (Personnelle)

Service du Docteur Duguet. — Hôpital Lariboisière (Baraquements hommes).

Le malade nommé C... Lamy, est âgé de 26 ans, il exerce la profession de tapissier, il est entré à l'hôpital le 27 juin 1901.

Son père est mort asthmatique à 50 ans. Sa mère, six sœurs et quatre frères sont vivants et tous bien portants.

Il n'a pas été malade étant jeune ; il y a un an il eut un peu de douleurs d'estomac étant à ce moment surmené et un peu neurasthénique.

Vers le 15 juin 1901 sur l'index du côté gauche du côté externe du doigt est apparu un petit panaris que le malade avait lui-même percé avec une épingle à deux reprises différentes, mais sans aucune précaution d'antisepsie, puis il est venu à l'hôpital où ce panaris fut incisé et exprimé fortement. A la suite de cela notre malade a senti une douleur dans le genou droit qui était tuméfié et rouge, la flexion était douloureuse, au niveau de l'articulation tibio tarsienne, on trouve également de la tuméfaction et une douleur que le malade compare à un anneau, il avait de la transpiration, malgré une douleur qui n'était pas très vive il continua à marcher et c'est alors qu'est apparue une éruption de purpura.

Sur la jambe gauche cette éruption arrivait à la hauteur du genou, elle se fit en quelques jours puis s'est atténuée progressivement. Sur la jambe droite l'éruption n'atteignait que le tiers supérieur de la jambe.

Le malade fait remarquer qu'il a l'épiderme très sensible, il est sujet au prurigo, à l'intertrigo. (entre le scrotum et les cuisses, entre les fesses, dans l'aisselle). il combat cela en se faisant chaque soir de grands lavages à l'eau froide et en prenant des bains de pieds froids. Cet usage de l'eau froide ne lui avait jamais déterminé jusqu'alors de douleurs rhumatismales.

La peau impressionnée par un objet dur rougit très facilement et d'une façon intense sur le trajet décrit, cela ne dure que quelques minutes. on ne peut pas dire que ce soit du dermographisme bien net, cependant c'est un épiderme très sensible et les vaso-moteurs entrent facilement en jeu.

L'auscultation du poumon est normale.

Au cœur le premier temps de la base est un peu prolongé, c'est à peine une ébauche de souffle.

Détail particulier, cet homme a été exempté du service militaire pour cryptorchidie. on constate que son testicule droit est remonté dans l'anneau inguinal. ce ne serait pas congénital mais survenu à l'âge de 8 ou 9 ans environ.

Réflexion. Cet homme ne fait pas l'effet d'un rhumatisant. Son usage continuel de l'eau froide en serait une preuve, nous pensons que les douleurs rhumatoïdes, d'ailleurs très passagères qu'il a présentées sont le résultat d'une intoxication due à son panaris, surtout à cause de la forte expression à laquelle on l'a soumis, intoxication se manifestant encore par son léger souffle cardiaque, mais ayant été de si courte durée qu'on ne constata pas d'autres accidents.

Les reins sont sains, voilà le résultat de l'analyse des urines qui présente peu de chose d'anormal.

I. Couleur :	ambrée.
Aspect :	trouble.
Dépôt :	floconneux.
Odeur :	sui generis.
Consistance :	fluide.
Réaction :	acide.
Densité :	10 16,5 à + 23°.6 centig.
II. Urée :	11 gr. 79 par litre.
Acide urique :	0 gr. 36.
III. Indigogène :	pas.
Glucose :	pas.
Albumine :	pas.

IV. Oxalate de chaux (forme octaédrique) : rare.

Le dépôt floconneux est formé de débris de cellules épi théliales.

Quelques rares globules gras observés dans une préparation.

Observation IV.

Communiquée par le docteur Veslin, chirurgien de l'hôpital d'Evreux.

Mme L..., Joséphine, est âgée de 55 ans.

Elle a toujours joui d'une bonne santé, elle est très forte, elle habite et travaille à la campagne dans les environs d'Evreux. Ses parents sont morts à un âge très avancé, elle ne peut préciser de quoi.

Le 15 août 1901, elle se sentit une lassitude générale, peu d'appétit, ses jambes étaient un peu lourdes et légèrement œdématiées puis il apparut une éruption de purpura. On lui fit prendre une purgation, et depuis cette époque survinrent des symptômes de gastrite ulcéreuse dont le précédent malaise n'était sans doute que le début. Elle présenta une douleur épigastrique assez vive qui s'accentue davantage sous l'influence de la palpation. Cette douleur la traverse et répond du côté du dos au bas de la colonne dorsale (point rachidien). Elle accuse encore du pyrosis. Elle ne supporte pas les aliments; ils déterminent de la douleur et sont vomis presque aussitôt. le lait lui-même est toléré avec peine.

Peu à peu cependant les symptômes s'améliorent, le 3 septembre toutefois ils se réveillent de nouveau et le lendemain apparut une nouvelle éruption de purpura sur les cuisses, l'abdomen et le dos. les pétéchies ont la largeur d'une pièce de cinquante centimes. par le repos elles s'atténuent et environ quinze jours après, à l'occasion de nouveaux troubles gastriques, elle refait une nouvelle poussée un peu moins intense que la précédente.

L'examen du poumon et du cœur est négatif, la température est toujours restée voisine de la normale.

Les urines ne présentent pas d'albumine.

CONCLUSIONS

1° Le purpura est dans une grande quantité de cas le résultat d'une infection ou d'une intoxication.

2° L'infection n'est pas due à une espèce microbienne bien définie, mais peut être produite par des micro-organismes variés.

3° Ce n'est pas le microbe lui-même qui est cause du purpura, c'est la toxine qu'il sécrète et qui se diffuse dans le sang.

4° Une condition de l'intoxication est le défaut de fonctionnement des organes protecteurs de l'organisme, du foie, comme destructeur des toxines et surtout du rein comme éliminateur.

5° Le purpura est produit par des troubles dans l'innervation des artérioles par les vaso-moteurs, sous l'influence de l'intoxication.

6° Il est possible que le purpura rhumatismal soit un jour classé avec le purpura secondaire, s'il est démontré que le rhumatisme ait une origine infectieuse.

BIBLIOGRAPHIE

Vernier. — Quelques considérations sur le purpura hémorrhagique primitif et le purpura secondaire spécialement dans la tuberculose. *Thèse*. Paris. 1873.

Alb. Mathieu. — Article Purpura. Du *Dictionnaire encyclopédique des Sciences médicales*.

Martin de Gimard. — *Thèse*, 1888. Purpura infectieux.

Faisans — *Thèse*, 1882. Purpura myélopathique.

Sortais. — *Thèse*. 1896.

Apert. — *Thèse*. 1897.

Charcot. — Purpura hémorrhagique et tuberculisation générale aiguë. *Compte rendu Société de biologie*, 1857. Paris, 1858, 28. p. 126-131.

Voituriez. — Du purpura pneumonique. *Journal des Sc. méd.* de Lille, 1891, page 601.

Hanot et Luzet. — *Arch. de Méd. Exp.* (Méningite et purpura), 1890, page 772.

Fournier. — *Revue de Méd.*, 1877. Purpura iodique.

Claisse. — Sur un cas de purpura à pneumocoques. *Arch. de méd. expériment. et anatomie path.*, 1891, page 379.

Hayem. — Observation de purpura hémorrhagique. *Compte rendu des séances de la Soc. de Biologie*, 1876. p. 232.

Claisse. — Pathogénie des purpuras infectieux. *Bulletin médical*. 1896, 855-857.

Boulloche. — *Soc. Méd. des Hôpitaux*, 27 oct. 99. Purpura foudroyant et guérison.

IMPRIMERIE F. DEVERDUN, BUZANÇAIS (INDRE).

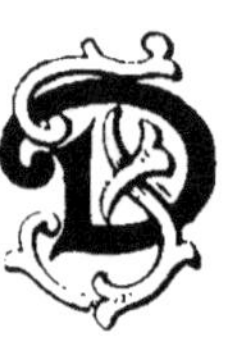

BUZANÇAIS (INDRE), IMPRIMERIE F. DEVERDUN.

www.ingramcontent.com/pod-product-compliance
Lightning Source LLC
LaVergne TN
LVHW011958160826
845678LV00002B/613

* 9 7 8 2 3 2 9 6 7 6 2 2 7 *